DU MORCELLEMENT

DES

GROSSES PIERRES

DANS LA CYSTOTOMIE

PAR

M. CIVIALE

Membre de l'Académie impériale de médecine.

AVEC FIGURES INTERCALÉES DANS LE TEXTE

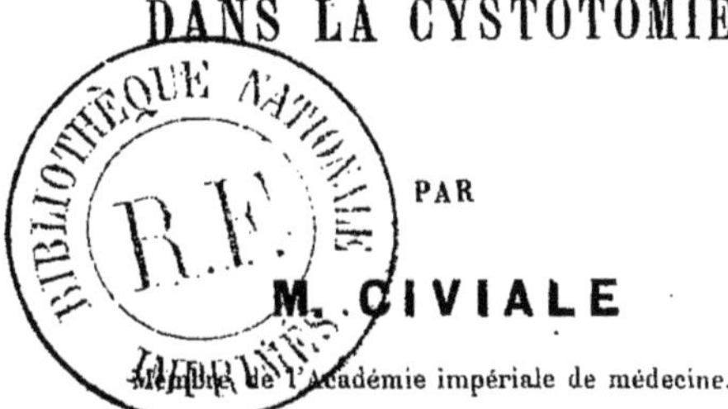

PARIS

J.-B. BAILLIÈRE ET FILS,

LIBRAIRES DE L'ACADÉMIE IMPÉRIALE DE MÉDECINE,

Rue Hautefeuille, 19.

1865

DU MORCELLEMENT

DES

GROSSES PIERRES

DANS LA CYSTOTOMIE

Par M. CIVIALE.

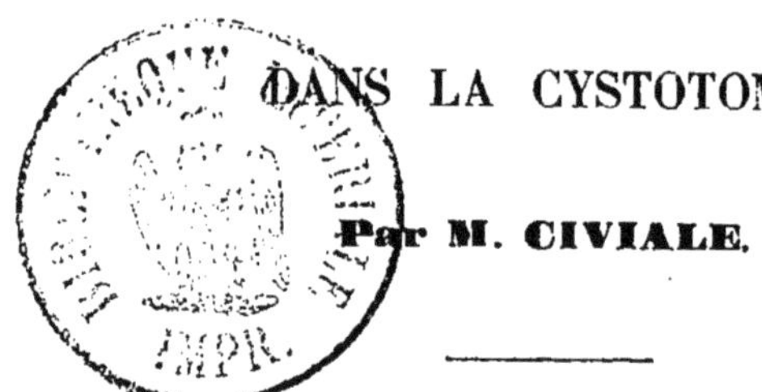

L'extraction d'une pierre vésicale dure et volumineuse par le périnée ou par l'hypogastre est une opération généralement grave, qui a exercé la sagacité des chirurgiens les plus éminents. Les uns ont cherché à casser la pierre par la percussion (1); les autres ont eu l'idée de la faire éclater dans la vessie.

La pratique n'a point consacré ces divers essais.

On a imaginé aussi de modifier les incisions périnéales; mais tout ce qui a été dit en leur faveur ne prouve pas qu'elles détruisent le principal obstacle à la sortie de la pierre; car la grande difficulté existe au col de la vessie. Les succès allégués tiennent à d'autres causes. Ici la gravité est en raison de la disproportion entre le volume de la pierre et le diamètre de la plaie (2).

Quiconque a opéré ou vu opérer dans ces conditions, se

(1) On sait qu'un chirurgien de l'antiquité, Ammonius d'Alexandrie, brisait dans la vessie, au moyen d'un ciseau de statuaire, en frappant dessus avec un marteau, la pierre qu'il ne pouvait extraire. De là son surnom de *litholomos* ou casseur de pierres.

(2) Voyez *Parallèle*, p. 442 et suiv.

rend aisément compte des tentatives qui ont été faites en vue de faciliter une manœuvre capable de compromettre la vie du malade et la réputation de l'opérateur.

En 1826, j'eus à extraire par la taille bilatérale une pierre énorme, pesant plus de 180 grammes. Le malade succomba.

Ce fut à la suite de cette opération, que je fis construire, en prévision des cas analogues, un fort instrument pour morceler les grosses pierres dans la vessie (1).

Cet appareil, construit d'après le trilabe ordinaire, ne servit que pour des expériences. Il ne fut pas appliqué à l'homme. Plus tard j'imaginai d'autres combinaisons qui n'eurent pas plus de succès. Cependant les faits de ce genre se multipliaient (2). Dans l'espace de quelques années, on en

(1) Voyez *De la lithotritie*, 1827, in-8, p. xxx de l'introduction et pl. V.

(2) On trouvera dans mon *Traité de l'affection calculeuse*, p. 126 et suivantes, les principaux cas de grosses pierres extraites par la taille ou trouvées dans la vessie après la mort. Je me contenterai ici d'une énumération sommaire, en ayant soin de noter que les auteurs cités se sont rarement astreints à des mesures précises. Le plus souvent ils ont simplement indiqué le poids des pierres volumineuses qu'ils avaient sous les yeux, ou donné approximativement leur volume, en les comparant à des objets connus, des fruits, des œufs, etc. Quelques praticiens distinguent les calculs en petits, moyens et gros. C'est de ces derniers qu'il s'agit ici. Les pierres pesant 3 onces (90 grammes) sont quelquefois difficiles à extraire. Lawrence en a retiré une de 4 onces 3 gros. Viricel, Belmas, Marcel, Prosinus, Lentillus, Scultet citent des cas de calculs de 5 onces et demie. J'en ai retiré un de 5 onces par l'hypogastre. Scultet, Brugnatelli citent des pierres de 6 onces. J'en ai extrait par le périnée une de 6 onces 3 gros. Béclard en a retiré une de 6 onces. Frère Côme en a extrait une de 7 onces 3 gros. Les pierres de 8 onces ne sont pas rares. Salmuth, Rosinus, Lentillus, Detharding, Ledran, Smith en citent des exemples. Jean Colot guérit un homme en le débarrassant d'une pierre de 9 onces. Barbantini (taille recto-vésicale) a extrait un calcul de 9 onces, et un autre de 9 onces et demie fut extrait par le haut appareil ; d'après M. Belmas, Fabrice de Hilden et Hagendorf en ont vu de 9 onces. Tolet retira une pierre de 10 onces ; la mort survint le neuvième jour. Smith en retira une de 17 onces et demie ; le malade guérit. M. Rigal dit avoir extrait avec succès une pierre de 10 onces, 3 gros (taille vésico-vaginale,

observa douze des plus graves, qui mirent en pleine évidence l'insuffisance des ressources de l'art (1).

fistule). Brugnatelli, Helwig, Horst ont vu des pierres du même poids. Colot retira une pierre de 11 onces (mort). Chéselden, Kleine ont retiré des pierres de 12 onces, et les malades ont survécu. Une pierre de ce poids fut extraite par Travus; le malade succomba. On cite d'ailleurs, Bonet entre autres, des pierres trouvées dans la vessie, après la mort, pesant 12 à 13 onces. Dalignon a extrait, chez une femme, une pierre de 14 onces (incontinence d'urine). Blancard, Schroeck, Patin ont vu des pierres du même poids. Thomassin en a retiré une de 14 onces et demie de la vessie d'un homme mort à la suite d'affreuses tentatives d'extraction, dans lesquelles on avait faussé les plus fortes tenettes sans succès. Textor et Noël ont vu des pierres aussi volumineuses qui n'ont pu être extraites ni par le périnée ni par l'hypogastre. Gooch a extrait une pierre de 15 onces; l'opéré a survécu avec une fistule. Astley Cooper a retiré une pierre de 16 onces (j'en ai extrait une du même poids à l'hôpital Necker); le malade est mort peu de temps après l'opération. Dans les cas analogues cités par Helmont, Borellus, Zacutus Lusitanus, l'extraction de pierres de 18 onces a été suivie promptement de la mort. Ainsi des malades opérés par Græfe, Vivencio, Deschamps, de Guise, pour des pierres encore plus volumineuses. La pierre énorme de 44 onces, que Earle ne parvint pas à extraire de la vessie, a été pour ce chirurgien l'occasion d'un travail intéressant sur le danger de l'extraction des grosses pierres. (*Medico-chirurg. Transact.*, t. I, p. 94.)

On ne se rendrait pas compte des succès mentionnés dans les cas qui précédent, si l'on ne se rappelait deux particularités importantes, que j'ai indiquées à plusieurs reprises, et qu'on oublie trop souvent.

Quelques gros calculs sont tellement friables, qu'ils se désagrégent au moindre contact des tenettes pour les saisir.

Dans plusieurs cas de grosses pierres, le col vésical et la prostate qui l'entoure en grande partie sont aplatis d'arrière en avant; le col se dilate par suite de la pression exercée par la pierre; la prostate subit une sorte d'atrophie; la pierre s'engage dans le col, et un débridement par côté suffit pour l'extraire.

Ce n'est pas pour les cas de cette espèce qu'a été institué le nouveau procédé qui consiste à perforer et à faire éclater dans la vessie les pierres trop volumineuses pour sortir par la plaie et trop dures pour céder à la pression des tenettes.

(1) Voyez *Parallèle*, p. 146.

Ce fut à la suite d'une de ces opérations laborieuses, qui eut de funestes conséquences, que je repris mes anciens essais, en suivant toujours la voie tracée par nos maîtres. Mais je ne tardai pas à changer de système.

On s'était borné jusqu'alors à imaginer des instruments spéciaux, autres que les tenettes. Introduits dans la vessie, ils devaient servir uniquement à morceler les calculs. Pour terminer l'opération, on employait d'autres instruments.

Le problème consistait à simplifier la manœuvre en se servant du même instrument, c'est-à-dire de la tenette, pour remplir toutes les indications.

Sans entrer ici dans les détails des expériences préliminaires, je donnerai une idée sommaire du nouveau procédé.

Mon premier appareil, le *casse-pierre*, est de 1827. J'en ai reproduit la figure à côté de celle de l'instrument dont je me sers aujourd'hui (1). Ces deux instruments diffèrent peu en apparence, et cependant le premier est resté inapplicable, tandis que l'autre est appliqué avec succès.

Dans les deux, les moyens d'attaquer et morceler la pierre sont identiques, à savoir : le foret simple, le foret à éclatement, le cuivrot, le support coudé et ses accessoires. La différence essentielle est dans la manière de saisir la pierre dans la vessie et de la fixer. C'est sur ce point que s'est portée toute mon attention.

Au trilabe dont je me servais dans mes premiers essais, j'ai substitué la tenette ordinaire, modifiée selon la nécessité.

C'est de cette substitution que date la série de nouvelles recherches dont je présente les résultats à l'Académie.

Par la plaie du périnée, on introduit dans la vessie la nouvelle tenette, avec laquelle la pierre est saisie et fixée.

Si l'extraction n'est pas possible, on adapte aux branches de la tenette, pour opérer le morcellement de la pierre, une griffe conductrice qui permet de rendre immobiles les branches de l'appareil et de porter dans la vessie les forets simple et conique sans léser les organes.

(1) Voyez, plus loin, pl. I et II.

Ces instruments accessoires constituent un appareil distinct, qu'on tient en réserve dans le premier temps de l'opération, et qui, adapté à la tenette, en cas de besoin, est retiré avec facilité, dès qu'il a servi. Cet appareil s'ajuste aux branches de la tenette, sans rien changer à la position de celle-ci, sans déplacer la pierre, et sans inconvénient pour l'opéré. Sous son action, la pierre perforée se désagrége, si elle est friable, et elle éclate, si sa consistance est grande.

Cela fait, l'appareil est enlevé, les branches de la tenette restent libres; et l'opérateur écrase, par la pression, les fragments placés entre les mors. Il les retire sans changer d'instrument.

Tel est, en substance, le nouveau procédé pour morceler la pierre dans la cystotomie.

Dans les applications de ce procédé, ainsi que dans mes expériences préliminaires, la pratique de la lithotritie m'a été d'un puissant secours.

C'est qu'il y a des rapports frappants entre les deux opérations, savoir : le broiement des calculs par la lithotritie et le morcellement des grosses pierres dans la cystotomie. Dans la première, on brise le calcul entre la tête du perforateur et les crochets du trilabe; s'il résiste, on fait des perforations, pour vaincre la résistance.

Dans la seconde, on essaye d'abord d'écraser la pierre entre les mors de la tenette par la compression; et si elle résiste, on la percute, on la perfore, on la fait éclater, et avec la tenette on écrase les fragments.

Instruments pour la nouvelle opération.

Les figures ci-contre représentent très-exactement les nouveaux instruments. J'y joins quelques observations explicatives.

1° *Tenette modifiée.* — En modifiant la tenette, j'en ai respecté le principe; j'ai seulement visé à remplir les principales indications.

Dans la pratique ordinaire, une grosse pierre échappe souvent pendant l'extraction. Pour prévenir cet accident, il

PL. I. — Casse-pierre, 1er modèle.

1
2
4
3
A.
C
B

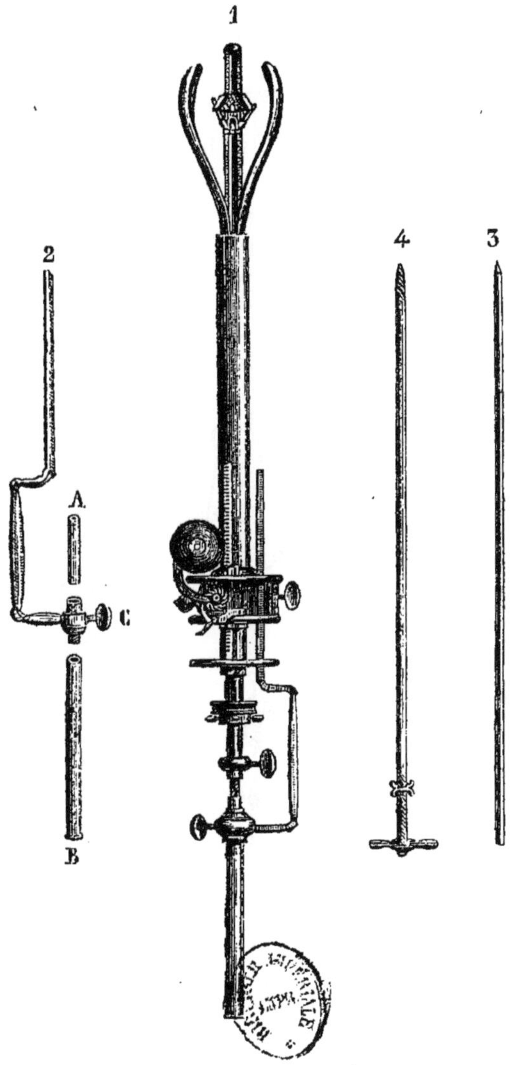

PL. II. — Casse-pierre, 2e modèle.

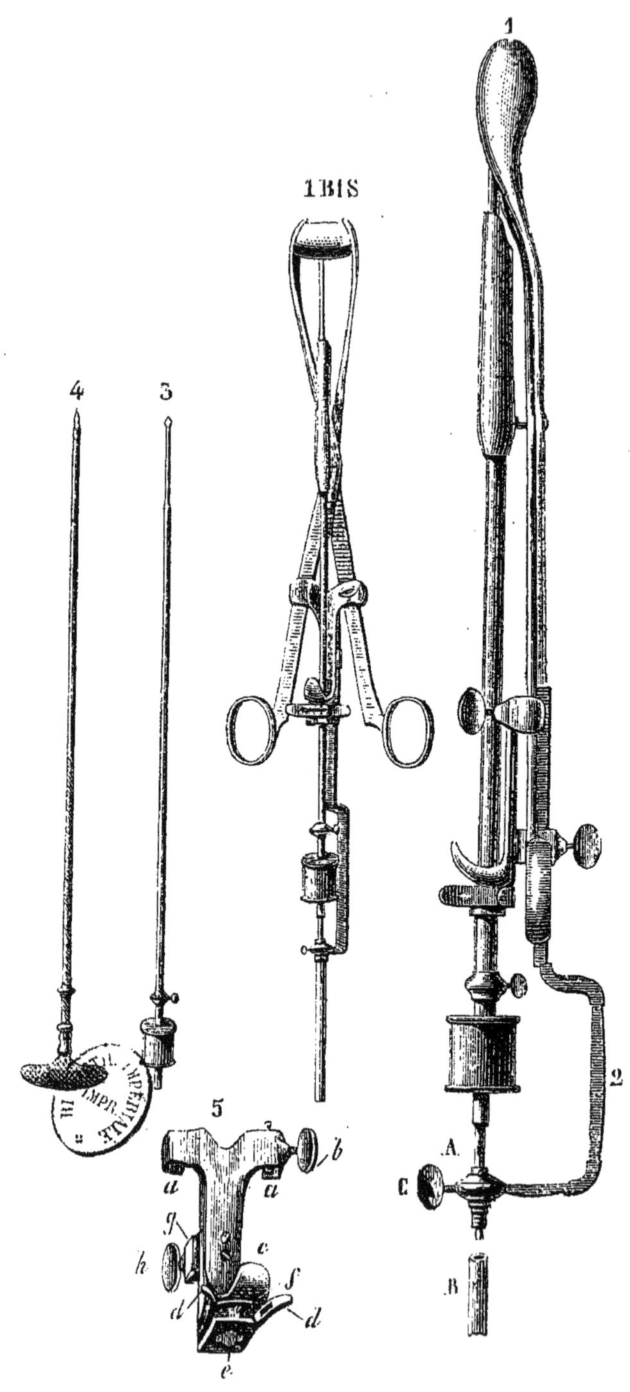

1BIS
1
4
3
5
b
a
a
g
h
c
f
d
d
e
A
C
B
2

suffit d'aplatir les mors de la tenette et d'en rapprocher légèrement les extrémités (1). Dans les cas qui nous occupent, il
faut en outre recourber en dedans l'extrémité des mors sous
forme de crochets.

Cette disposition existe dans mes trilabes, et son utilité est
de toute évidence. Les crochets des mors de la tenette ne
s'opposent point à la préhension du calcul et le fixent de manière à le rendre immobile. J'ai morcelé à grands coups de
marteau de grosses pierres très-dures, retenues entre les
mors d'une tenette de force moyenne. La percussion s'opère
parfaitement, et j'en aurais étendu les applications si ce
n'étaient les secousses que produisent les coups de marteau.

Les branches de la tenette ordinaire sont trop courtes et
trop faibles, les anneaux sont petits. Ainsi construit, l'instrument se déforme ou se rompt dans les cas de grosse pierre,
et la main de l'opérateur est meurtrie pendant la manœuvre.
La nouvelle tenette ne présente point ces inconvénients.

A partir de leur entrecroisement, les branches présentent
une légère courbure à concavité supérieure pour les besoins
de la manœuvre (2).

Le bouton de jonction supporte une douille mobile, destinée
à maintenir les perforateurs dans la direction convenable,
pour attaquer la pierre par le centre. Une allonge placée der-
rière cette douille, protége l'angle supérieur de la plaie. Du
bouton aux anneaux, les branches sont aplaties, plus longues
et plus fortes que dans la tenette ordinaire. Cette disposition
augmente le volume apparent de l'instrument ; mais la partie
qui pénètre dans la vessie diffère à peine par le volume des
tenettes ordinaires. L'augmentation de longueur et de
volume de la partie externe, sans gêner la manœuvre, permet
à l'opérateur d'exercer une vigoureuse pression, sans forcer
les branches et sans se meurtrir les doigts.

L'introduction des tenettes dans la plaie est généralement
facile. On se sert d'un gorgeret à large gouttière ; et quelquefois on s'en passe sans inconvénient. Les tenettes les plus

(1) Voyez *Parallèle*, pl. III.
(2) Voyez pl. II.

petites, celles qui servent pour les enfants, pénètrent sans effort. Mais dans ces cas il importe de manœuvrer avec précaution pour saisir la pierre. Si on la serrait brusquement, elle roulerait et les branches pourraient chevaucher.

Les tenettes à mors allongés et à crochets sont spécialement réservées pour les grosses pierres. Cependant il est difficile de les saisir quand elles sont d'un volume énorme; il faut alors employer les tenettes dont les branches sont séparables comme celles des forceps pour les accouchements. Quelle que soit d'ailleurs la force des mors, la partie externe ne change pas. Les branches extérieures seront longues et larges, de façon que la même griffe puisse les serrer et les maintenir.

2° *Appareil pour morceler la pierre.* — La pièce principale de cet appareil est la griffe conductrice (1). C'est au moyen des crochets latéraux de la griffe et de la vis de pression que les mors de la tenette sont fixés sur la pierre, de manière à prévenir tout déplacement.

Elle se décompose ainsi : une tige plate, médiane, qui s'appelle porte-griffe, dont l'extrémité postérieure, recourbée en haut, fournit un point d'appui à l'opérateur pour tirer sur la griffe. Les branches de celle-ci ont la forme d'un T, et à ses extrémités sont deux crochets qui s'appliquent sur le côté externe des branches, pour les rapprocher et les fixer au moyen d'une vis. Dans les cas de très-grosses pierres dures, je me sers d'une griffe double avec deux vis de pression.

A l'extrémité coudée de la tige porte-griffe, se trouve une ouverture arrondie, c'est-à-dire la première douille, semblable à la seconde douille placée sur le bouton de jonction des branches de la tenette, et destinée au passage des forets ; et un écrou brisé qui reste muet, comme dans le lithoclaste ordinaire, tant que son action est inutile, et qui fonctionne pour faire éclater la pierre.

A la face inférieure de la tige porte-griffe, est une ouverture carrée ou collier pour recevoir et fixer au moyen d'une

(1) Voyez pl. II, fig. 5, et pl. III, fig. 4.

vis la tige du support coudé ou tour-en-l'air, lorsqu'il est utile de pratiquer une porforation préalable. A ce support sont adaptés, une broche, un poussoir et une vis de pression qui en règle l'action ; un foret simple avec sa poulie ou cuivrot ; un autre foret à manche, à vis conique et à tige taraudée du côté du manche. On fixe la pierre en tirant sur la griffe conductrice qui rapproche les branches. Quand la main ne suffit pas, on a recours à un pignon ou à une vis de rappel dont la tige s'applique sur la deuxième douille, et qui fonctionne à l'aide de l'écrou brisé. Ce puissant moteur fait avancer sans le moindre effort la griffe sur les branches.

L'archet est un moteur qui doit être préféré dans certaines circonstances. Nous en dirons un mot plus loin.

Quand la main du chirurgien ne suffit pas pour rapprocher les branches de la tenette et fixer la pierre, en tirant sur la griffe, il faut se servir du pignon ou de la vis de rappel, qui s'applique contre la deuxième douille (1). La partie taraudée de cette vis, d'une longueur de 4 à 5 centimètres, fonctionne au moyen de l'écrou brisé. Cet appareil a une telle puissance, que si l'on n'en usait pas avec mesure, les tenettes pourraient fléchir ou se rompre.

Le pignon (2) ne présente rien de particulier. C'est le même dont on se sert pour la lithotritie. Il s'engrène dans la douille qu'on remarque sur le crochet de la branche droite de la griffe double, avec la surface cannelée de la branche correspondante de la tenette (3).

Le pignon agit de manière à rapprocher de la branche opposée de la tenette le corps de la griffe, qui doit être ramené vers le milieu de l'appareil, entre les deux branches, avant de serrer la deuxième vis de pression. Je n'ai employé le pignon qu'avec la griffe double.

Cette griffe (4), dont on voit ici la figure, est applicable dans les cas particuliers de grosse pierre, lorsqu'il faut agir

(1) Pl. III, fig. 1.
(2) Pl. III, fig. 3.
(3) Pl. III, fig. 4.
(4) Pl. III, fig. 4.

PL. III. — Casse-pierre, détails.

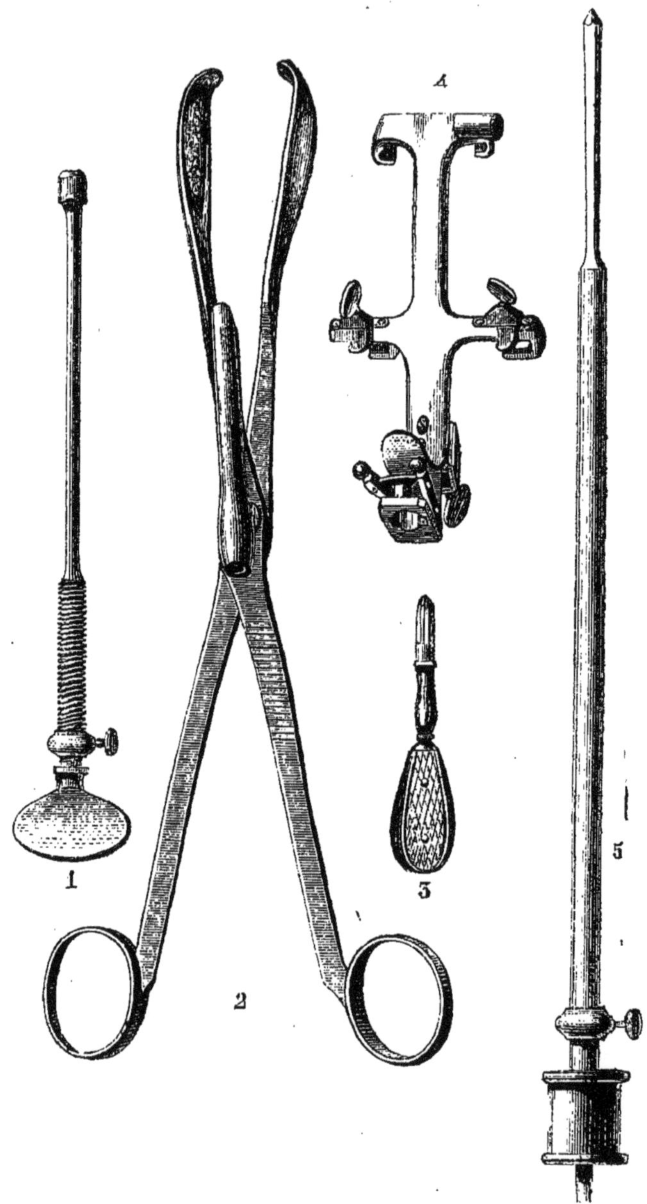

1
2
3
4
5

avec une grande puissance. Quand la griffe est double, il y a deux vis de pression.

Un mot d'explication au sujet de la figure représentant le foret simple (1). Il faut savoir, avant tout, que du côté de la pointe, dans une étendue de 8 centimètres, la tige est beaucoup plus mince; la perforation de la pierre en devient plus facile et plus prompte; elle est toujours suffisante pour assurer l'action du foret conique.

Comme l'archet est un instrument usuel dans les arts, je me suis dispensé d'en reproduire la figure. Notons seulement l'imperfection de l'archet brisé qu'on trouve dans les boîtes d'instruments de chirurgie. Il fonctionne difficilement; il vaut mieux se servir d'un fleuret, dont la pointe sera munie d'un crochet, et le manche d'un anneau. Cet archet peut être placé dans une canne.

Sur la tige du foret, du côté du manche ou du cuivrot, sont disposés des moyens d'arrêt qui empêchent la pointe de l'instrument de léser la vessie.

Il ne sera pas inutile de faire observer au praticien qu'il s'agit ici d'instruments de précision dont la fabrication exige les soins les plus minutieux.

3° *Application de la méthode* (2). — Toute amélioration se produit lentement. Il faut considérer comme très-incomplet ce qui a été publié au sujet de cette opération par de jeunes chirurgiens impatients et indiscrets. L'application du brise-pierre au morcellement ou à la perforation de la pierre constitue deux manœuvres distinctes.

1° Dans l'une, qui est parfaitement réglée, le chirurgien dirige de l'œil les mouvements qu'il exécute pour attaquer le calcul. Elle se résume ainsi : Placer la griffe sur les branches, serrer et fixer celles-ci avec la main, et, au besoin, avec une vis de rappel; placer la tige porte-griffe au milieu de l'espace

(1) Pl. III, fig. 5.

(2) La manœuvre opératoire n'est pas tout à fait inconnue. J'ai eu maintes fois l'occasion de l'exposer dogmatiquement et pratiquement dans ma clinique; de telle sorte qu'on a pu suivre à vue les applications de l'appareil et ses perfectionnements successifs.

compris entre les branches; introduire les forets, fixer le support, si l'on emploie l'archet; faire fonctionner l'écrou brisé, si l'on se sert du foret à poignée, retirer les forets, enlever la griffe. L'opérateur fait tout cela avec précision, pourvu que des essais préalables l'aient mis au courant du mécanisme de l'appareil et de l'ensemble de la manœuvre cystotomique.

2° La manœuvre qui consiste à saisir la pierre pour la morceler est bien différente.

En introduisant par la plaie une tenette dans la cavité vésicale, le chirurgien ne connaît exactement ni le volume, ni la configuration de la pierre, ni la disposition des parois de la vessie. On ne se met guère en peine d'acquérir ces notions dans la pratique ordinaire. De là tant de méprises graves, de là les tailles doubles, qui ne sont pas rares, et des procédés de cystotomie insuffisants.

Ce n'est pas tout de saisir la pierre, il faut savoir comment elle est placée entre les mors, si elle peut être fixée et quel est son volume réel.

Dans la pratique ordinaire de la cystotomie, c'est par l'écartement des branches qu'on juge du volume de la pierre saisie. Mais la pierre peut être embrassée par le talon de l'instrument, et, dans ce cas, elle paraît beaucoup plus grosse qu'elle n'est en réalité. Les plus habiles y sont trompés: on retire quelquefois, après de grands efforts, un petit calcul engagé entre les branches de la tenette, près du bouton.

Dans le nouvel appareil, une tige cylindrique et la pointe du foret servent à repousser la pierre vers les crochets des mors et à la placer de telle sorte qu'elle puisse être fixée solidement. C'est par les mêmes moyens qu'on retourne la pierre lorsqu'on veut renouveler les perforations. Après avoir adapté la griffe à la tenette pour avoir les mains libres, l'opérateur saisit avec la gauche les branches et la griffe, et avec la droite il pousse la tige jusqu'à la pierre et fait effort pour la chasser; il a, au besoin, recours à la percussion.

Quand la pierre est mal placée, on se sert, pour la retourner, d'un perforateur simple, à tige mince dans toute sa longueur, jouant librement dans la douille, de façon que l'extrémité puisse être portée loin du centre et faire rouler la pierre entre les mors de la tenette, légèrement écartés.

Pour introduire la tenette, l'opérateur place un gorgeret mousse à large gouttière à l'angle supérieur de la plaie. Cette précaution est de rigueur, quand on se sert d'une forte tenette.

3° Le morcellement peut s'effectuer par deux procédés :

Premier procédé. — Quand la pierre a une configuration régulière et une consistance moyenne, on l'attaque directement par le foret conique. L'opérateur a les mains libres. De la gauche il tient la griffe et les branches ; de la droite, il saisit le foret conique et l'introduit jusqu'à la pierre. Il imprime alors au perforateur des mouvements gradués de rotation, jusqu'à ce qu'il ait pénétré à une certaine profondeur. La perforation s'achève au moyen de l'écrou brisé. On agit sur le foret par saccades et non en tournant d'un mouvement continu.

A peine la pointe a-t-elle pénétré à la profondeur d'un centimètre, que des éclats se détachent. Quand on ne trouve plus de résistance, le foret est retiré, la griffe enlevée ; l'opérateur exerce ensuite une forte pression avec les tenettes. Les branches étant assez rapprochées, il retire l'instrument chargé d'une masse de détritus ou d'éclats, suivant la consistance de la pierre. L'extraction se fait avec les mêmes tenettes dont on se sert aussi pour briser les gros fragments.

Deuxième procédé. — Il y a des pierres qui ne sont friables qu'à la surface. La perforation se ralentit après les premières couches, et le foret ne peut pénétrer plus avant que par une forte pression. Dans ces cas on suspend l'action du foret conique, qui est remplacé par le foret simple, et l'on pratique, à l'aide de l'archet, une perforation pour frayer la voie au foret conique dont la déviation n'est plus à craindre, si forte que soit la pression. Ce procédé est préférable. Je l'ai appliqué avec succès à de nombreux malades.

La plaie, pendant la manœuvre, est protégée par le prolongement de la douille en arrière. Ainsi maintenus, les tissus ne peuvent s'interposer entre les branches de l'instrument.

Il serait trop long d'entrer dans les détails pratiques. Je me borne à produire ici les résultats matériels de ce procédé. La trace de la manœuvre est visible sur ces fragments de pierres morcelées qui donneront une idée de l'action énergique de l'appareil.

Faits cliniques.

J'ai traité dix-huit calculeux par le nouveau procédé. Bien que ces cas ne soient pas très-nombreux, ils suffiront, je l'espère, pour la démonstration.

Je les ai classés de manière à montrer la gradation des difficultés que présente la manœuvre opératoire, et à mettre en évidence l'action des agents mécaniques, d'après la pratique.

N°s 1 et 2. — Deux pierres moyennes, très-dures. La première appartient à un adulte, la seconde à un enfant. Soumises à l'action du casse-pierre, l'une et l'autre ont été légèrement écornées. Peu volumineuses d'ailleurs, elles furent extraites comme à l'ordinaire, non sans difficulté, mais avec succès.

N° 3. — Pierre plate, très-large, très-dure, à structure mixte, avec prédominance des lamelles. Bien placée dans la tenette, elle fut attaquée par le foret simple du côté de la petite extrémité. Le perforateur suivit la ligne médiane jusqu'au noyau, et ouvrit ainsi la voie au foret *éclateur*, dont l'action fut instantanée. On voit les traces de l'instrument. Le malade guérit.

N° 4. — Très-grosse pierre oblongue, aplatie, à structure mixte, granulée au centre, lamellée à l'extérieur. Çà et là des vides séparent les couches épaisses et résistantes. Mal placée d'abord dans la tenette, la pierre se déroba deux fois ; elle fut attaquée par les forets dans une troisième tentative. L'écartement des anneaux de la tenette frappa les assistants. On pouvait à peine placer la griffe. Il fallut sept minutes pour pratiquer la perforation préalable. Le foret *éclateur* fut substitué au foret simple ; à mesure qu'il pénétrait dans la pierre, on entendait le bruit que faisait celle-ci en éclatant. L'appareil accessoire étant enlevé, les premiers fragments furent retirés avec la tenette à crochet. Pendant qu'on nettoyait cet instrument le gros fragment fut saisi au moyen d'une tenette ordinaire et extrait non sans difficulté.

J'étais moins préoccupé du volume de la pierre que de sa forme. Les pierres plates, heureusement rares, se dérobent ou échappent à l'action de l'instrument avec une grande facilité.

Le foret attaque rarement le centre, et son action est à peu près nulle sur les points voisins de la circonférence. Aussi le plus sûr est de commencer la perforation avec le foret simple pour frayer la voie au foret conique. C'est en procédant ainsi que j'ai réussi chez les malades dont je viens de parler, et tout récemment chez un général russe, à fixer dans les tenettes la pierre plate. Le dernier cas est démonstratif ; la pierre a été reconstituée par le rapprochement des éclats.

N° 5. — Débris d'une énorme pierre de consistance moyenne qui remplissait la vessie. La perforation préalable a été faite au centre, et l'éclatement s'est opéré dans tous les sens. Le morcellement n'offrit pas de difficulté ; mais la manœuvre fut très-longue. La malade succomba quelques jours après. On voit très-bien les traces du foret sur deux des fragments.

N° 6. — Portion d'une grosse pierre murale, très-dure, attaquée plusieurs fois par la lithotritie et extraite par la taille après avoir été morcelée. Le foret simple et le foret à éclatement furent tour à tour appliqués. Le malade guérit.

Dans les cas cotés n° 4, 5 et 6, le morcellement n'a pas été complet et les gros éclats qui restaient n'ont pas été extraits sans difficultés. C'est en méditant sur ces difficultés que j'ai compris l'utilité de continuer l'extraction des éclats avec la tenette-forceps, afin d'être toujours en mesure de recourir au morcellement.

N° 7. — Fragments d'une pierre murale fort dure, mamelonnée à la surface. La perforation n'a pas présenté plus de difficulté que l'éclatement. Quand la pierre à perforer est dure, il n'y a que la première perforation à l'aide de l'archet qui soit longue et fatigante pour l'opérateur, sinon pour les malades. L'éclatement au moyen du foret conique est toujours facile·

Nᵒˢ 8 et 9. — Débris partiels de deux grosses pierres morcelées dans la vessie par le foret à éclatement, sans perforation préalable. Le premier contact des instruments semblait indiquer qu'elles étaient friables. Je fis de vains efforts pour les écraser avec la tenette. Le foret conique n'avait pas pénétré d'un centimètre qu'elles se brisèrent; la pression de la tenette suffit pour réduire ces éclats en débris. Les pierres dont la croûte seule est résistante ne sont pas rares. Malgré des lésions graves de la vessie, les deux malades ont guéri.

Un fait analogue s'est présenté à moi le 19 avril 1864, à l'hôpital Necker. La pierre était volumineuse. Une grosse tenette à crochet fut introduite. La pression restant sans effet, j'appliquai le foret conique. Dès qu'il eut pénétré à la profondeur d'un centimètre environ, la pierre fut morcelée instantanément. La griffe enlevée, je brisai les éclats par la pression avec la main et j'en fis l'extraction.

La masse que je mets sous les yeux de l'Académie représente à peu près la moitié de la quantité extraite. La plaie était cicatrisée le quatorzième jour; le malade n'a éprouvé aucun accident

Nᵒˢ 10, 11 et 12. — Trois grosses pierres arrondies, à structure mixte, médiocrement serrée. Deux de ces pierres ont un noyau distinct; l'autre présente une masse centrale de cristaux rougeâtres, semblable à ce qu'on observe dans les grosses pierres granulées.

Grâce à la forme arrondie et à la faible consistance de ces pierres, le morcellement a été facile. Une seule a exigé la perforation préalable. Le malade qui portait la pierre nᵒ 10 est mort, les deux autres sont guéris.

Nᵒ 13. — Une pierre moyenne et des débris considérables d'une autre pierre très-volumineuse. Ce calcul et tous ces fragments ont été extraits de la vessie d'un malade opéré avec succès à l'hôpital Necker en juillet 1865.

Nᵒ 14. — Deux pierres entières; deux autres pierres à moitié morcelées. La plus gros fragment de la dernière porte la trace du foret simple, qui a pénétré jusqu'au cœur du noyau. La plupart des fragments proviennent d'une pierre plus volumineuse, qui a été morcelée la première. On remarquera la ressemblance de ces éclats avec les calculs fragmentés spontanément dans la vessie. Ces pierres sont dures et cassantes; tant qu'elles sont entières, leur résistance est grande à la pression; mais elles se fragmentent aisément, dès qu'elles sont entamées ou soumises à la percussion.

La multiplicité des calculs est une circonstance défavorable dans l'application du nouveau procédé. La manœuvre n'est pas nette. C'est ce que j'ai eu lieu d'observer en opérant en 1862 le malade Stow, qui succomba deux semaines après l'opération.

Nos 15 et 16. — Petites portions de deux pierres que j'ai morcelées, il n'y a pas longtemps, dans mon service. Dans les deux cas la guérison ne se fit pas attendre. Les deux opérations n'offrirent point de difficultés. Tous ces débris sont d'une texture très-serrée. Le calcul du malade Stow manque à la collection (1).

N° 17. — Pierre plate, longue, à surface granulée et fort dure. Sa longueur est de 6 centimètres deux tiers, sa largeur de 5 centimètres et demi, et son épaisseur de 3 centimètres. Placée favorablement entre les mors et fixés solidement, le foret simple pénétra à 3 centimètres et demi; il fut remplacé par le foret éclateur, la pierre fut morcelée en huit morceaux. C'est le résultat le plus prompt et le plus satisfaisant.

Conclusions. — Tous les malades que j'ai opérés par le nouveau procédé, hormis un enfant et un adulte, avaient des calculs trop volumineux pour franchir la plaie périnéale sans occasionner de graves désordres.

Dans aucun cas je n'ai observé ces réactions formidables qui suivent trop souvent l'extraction laborieuse de la pierre.

Sur 18 opérés, j'en ai perdu 4, et j'en ai guéri 14.

La convalescence a marché vite et régulièrement. Dans 8 cas des plus favorables, l'urine a repris son cours par l'urèthre, du onzième au seizième jour. Dans 3 cas seulement,

(1) Les pierres fragmentées que j'ai présentées à l'Académie seront déposées dans ma collection de l'hôpital Necker.

l'urine a continué de s'écouler par la plaie au delà du trentième jour. Dans tous les cas, la plaie s'est fermée.

J'attribue ces heureux résultats au peu d'étendue de l'incision médio-bilatérale, à l'absence de toute manœuvre violente pour l'extraction de la pierre, et aux précautions que je prends toujours pour que la plaie ne soit pas en contact avec l'urine.

Voilà des faits acquis à la pratique qui fournissent les éléments d'une méthode rationnelle, régulière, applicable à un grand nombre de cas.

Sans doute il faut des observations en plus grand nombre pour élucider complétement la question complexe du morcellement des grosses pierres dans la vessie. En attendant, mon expérience personnelle m'autorise à penser dès à présent que ce nouveau procédé opératoire rendra d'utiles services.

Il n'est pas certes exempt de difficultés; peut-être est-il inapplicable dans quelques cas exceptionnels. Mais il offre une précieuse ressource, dans les cas graves, où tous les autres moyens font défaut.

Les instruments placés sous les yeux de l'Académie ont été successivement perfectionnés et soumis aux épreuves les plus décisives.

Il n'est point de cystotomiste exercé qui ne puisse s'en servir avec avantage. Il suffit de se familiariser avec la manœuvre. J'en parle par expérience, ayant surmonté par l'exercice les difficultés qui m'avaient arrêté dans mes premières tentatives, lorsque je procédais à tâtons et sans règles fixes.

EXPLICATION DES FIGURES.

La planche I représente mon premier appareil, le *casse-pierre*. Elle est tirée de l'ouvrage intitulé : *De la lithotritie*, Paris, 1827, in-8, avec pl.

La figure 1 représente l'instrument monté. On y voit la gaîne, le trilabe ouvert, et, entre ses branches, un foret à tête pour faire éclater la pierre.

A l'extrémité opposée sont les rondelles servant de poignée; le pignon avec sa manivelle pour rapprocher les branches et fixer la pierre; l'extrémité de la tige du foret avec la poulie ou cuivrot; enfin, le support coudé ou tour-en-l'air, dont je reproduis les pièces séparément :

Figure 2, A, la broche; B, le poussoir; C, la vis de pression.

Figure 3, perforateur simple, sans poulie.

Figure 4, foret conique muni de son écrou et de sa poignée.

La planche II, nouvellement gravée, représente l'appareil dont je me sers aujourd'hui, avec ses accessoires.

Dans la figure 1, le nouveau casse-pierre est vu de côté et rduit au tiers de son volume ; dans la figure 1 *bis*, il est vu de face et réduit au cinquième. La pierre est fixée entre les mors de la tenette ; le foret simple, sortant de la douille, attaque la pierre.

Au-dessus de la douille, on voit la griffe conductrice fixée sur les branches de la tenette par deux crochets et une vis de pression sur la branche droite.

Au niveau des anneaux de la tenette se trouve la première douille avec l'écrou brisé ; au-dessous de la griffe, vers le milieu de sa face inférieure, se trouve la douille carrée, avec une vis de pression pour fixer le support coudé.

Entre les branches, au-dessus de la griffe, on voit la tige du perforateur simple, à l'extrémité duquel est fixée une poulie.

La figure 1 représente le même instrument vu de côté et réduit au tiers de sa longueur. Les mors de la tenette sont rapprochés ; ils présentent pour la facilité de la manœuvre une courbure qu'on aperçoit très-distinctement.

Le foret passant dans les douilles est engagé entre les deux mors.

On voit très-distinctement dans cette figure la position du support coudé (fig. 2) avec ses accessoires : A, la broche ; B, le poussoir ; C, la vis de pression, qui règle l'action du poussoir.

Figure 3, foret simple avec sa poulie.

Figure 4, foret conique avec sa poignée et une écrou d'arrêt.

Figure 5, la griffe conductrice, munie de sa douille carrée pour recevoir l'extrémité du support coudé, et deux vis de pression. La première *b* est destinée à immobiliser les branches de la tenette au moyen des griffes *aa*. L'extrémité opposée du porte-griffe est aplatie et recourbée en forme de crochet, qui offre un point d'appui à la main du chirurgien pour rapprocher les branches. *dd* indiquent les deux moitiés de l'écrou brisé, et la lettre *f*, la tige horizontale et mobile pour les maintenir rapprochées à l'aide d'un crochet. *e* indique l'ouverture de la première douille pour l'introduction des forets. La douille carrée *g* est adaptée et fixée à la face inférieure du porte-griffe par la vis de pression *h*.

La planche III représente les pièces principales de l'instrument séparément.

Paris. — Imprimerie de E. MARTINET, rue Mignon, 2.